DU

PANSEMENT DES PLAIES

LEÇONS

FAITES A L'HOPITAL DE LA CHARITÉ

PAR

M. LE PROFESSEUR GOSSELIN

RÉDIGÉES PAR

M. LE Dr Albert BERGERON

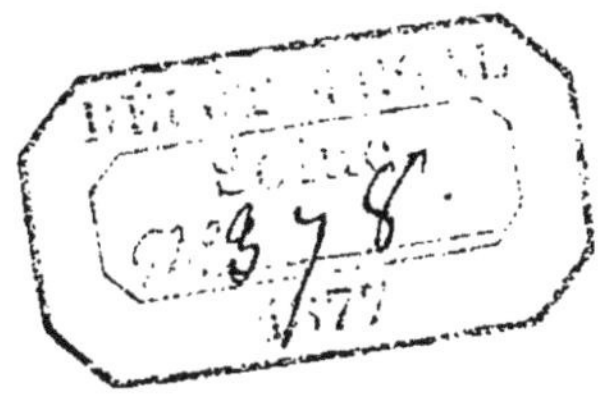

Extrait de la France Médicale
(Nos 98, 99, 100, 101 et 102 de décembre 1876).

PARIS

V.-A. DELAHAYE ET Cie, LIBRAIRES-ÉDITEURS

Place de l'École-de-Médecine.

1877

DU

PANSEMENT DES PLAIES

Messieurs,

Il nous arrive tous les jours d'appliquer sur les plaies des pansements destinés à en obtenir la cicatrisation, et je ne crois pas inutile de remettre de temps à autre sous vos yeux et le but que nous voulons atteindre et les procédés dont nous faisons usage pour y arriver; j'estime donc qu'il est bon, pour votre enseignement, d'inaugurer la série de leçons cliniques que je dois vous faire cette année par l'étude des différents modes de pansements, ou pour mieux dire, par l'étude du but physiologique que nous nous proposons chaque fois que, sur une plaie, nous appliquons un pansement.

Dans bien des cas les pansements sont indifférents, indifférents dans le sens propre du mot, que tel pansement réussira tout aussi bien que tel autre. Toutes les fois, en effet, qu'il s'agit d'une plaie, il est une indication générale qui prime toutes les autres; c'est de recouvrir cette plaie et de la mettre à l'abri des agents extérieurs; or, le plus souvent, le mode de protection est indifférent. Aussi, prenant pour exemple une plaie par instrument piquant, ou bien une plaie très-superficielle, par instrument tranchant, le pansement protecteur agira dans ce cas en favorisant la tendance naturelle de toute plaie de ce genre, qui est la cicatrisation immédiate. Il est bon toutefois de faire remarquer que, avant que d'appliquer le pansement, il faut songer à la présence possible de corps étrangers dont les uns sont visibles, palpables et s'enlèvent facilement: tels que des débris de linge, de vêtements, etc.; dont les autres sont invisibles, impalpables et nécessitent l'usage de lavages répétés et même de succions pratiquées avec la bouche ou à l'aide de ventouses. J'entends parler de ces agents microscopiques, infiniment petits, dont se trouvent chargés dans certains cas les instruments vulnérants, et pour vous en citer un, qui est familier à notre profession, dans le cas de piqûre anatomique. Une fois ces précautions prises, le mode de pansement est, je le répète, indifférent.

Malheureusement, les plaies ne présentent pas toujours ce caractère de bénignité. Elles sont mêmes souvent très-étendues. Ce ne sont plus de simples solutions de continuité; ce sont des pertes de substances longues et profondes, allant jusqu'à l'aponévrose que, dans bien des cas, elles ne respectent pas. Il faut alors que le chirurgien cherche le pansement qui puisse répondre à un de ces trois objectifs : favoriser ou la cicatrisation immédiate, ou la cicatrisation après suppuration, ou bien la cicatrisation intermédiaire.

Avant que de décider la première de ces indications, on doit s'assurer que la plaie remplit les conditions nécessaires à cette réunion immédiate. Ces conditions, Messieurs, vous devez les connaître; vous les trouverez nettement formulées dans les livres que vous avez entre les mains, tout aussi bien que les phénomènes anatomo-pathologiques de cette réunion immédiate.

Pour qu'une plaie se cicatrise par première intention, il est bon que ses bords soient nets, exempts de contusion violente, débarrassés de tous corps étrangers, de tous caillots sanguins et formés autant que possible par des tissus analogues, de manière que la peau soit opposée à la peau, les muscles aux muscles, etc. On voit alors, sur toute son étendue, au fond comme sur les bords, à la suite d'une irritation modérée que Hunter avait appelée inflammation adhésive, s'épancher un liquide transparent, de couleur rosée, de consistance sirupeuse; c'est la lymphe plastique que Thomson appelait encore *lymphe coagulable*, *lymphe organisable*, substance fibrino-albumineuse dont les parties fluides se résorbent, qui, après quarante-huit heures, est parcourue par des vaisseaux de nouvelle formation, et qui, se vascularisant de plus en plus, s'organisant davantage est destinée à constituer la cicatrice.

Je n'insiste pas plus longtemps sur ce point; j'accepte toutefois que cette transsudation exagérée de plasma ne suffise pas pour provoquer la réunion immédiate complète. Il faut encore que surviennent certaines modifications, et cela fait, c'est aux dépens des éléments cellulaires, qu'elles s'effectuent. Ces éléments cellulaires, ces corpuscules du tissu conjonctif se multiplient par voie de scission et ce travail commence, dans le cas présent, au bout d'une heure à peine. Il s'établit une sorte de courant des capillaires aux cellules et des cellules aux capillaires; ces cellules, en se séparant, s'envoient mutuellement des prolongements et sont douées d'une locomotion individuelle très-appréciable.

Recklingausen a du reste parfaitement exposé ces curieux phénomènes. Cette segmentation des éléments cellulaires coïncide précisément avec la résorption d'une partie de cette lymphe plastique, de cette lymphe organisable dont je vous ai parlé plus haut, et bientôt arrive un moment où les surfaces juxtaposées ne sont plus formées que de cellules réunies par une faible quantité de tissu gélatineux qui se solidifie peu à peu.

Vous avez pu remarquer, Messieurs, que j'ai prononcé tout à l'heure le mot d'inflammation adhésive. C'est que, en effet, nous sommes toujours disposés à admettre, en chirurgie, un travail inflammatoire, tant est rare la réunion immédiate parfaite.

Il y a toujours un point qui suppurera, un point aussi bien limité que possible, mais qui, somme toute, n'en existera pas moins, et nous aurons de la sorte, une *sorte de réunion mixte* qu'il faut bien vous garder de confondre avec la cicatrisation intermédiaire, nom que je réserve, ainsi que je vous l'expliquerai, à une toute autre variété.

Pour favoriser l'évolution de ces divers phénomènes il est certains procédés que l'on mettra en usage.

Tout d'abord, je dois vous dire que le repos est la condition essentielle de la réunion immédiate, et, à la grande rigueur, suffirait seul dans les plaies sans écartement des bords; ce repos est d'ailleurs assuré par les moyens divers qui servent au rapprochement. La position a également une extrême importance et il est, à ce sujet, un précepte général dont on ne doit s'écarter à aucun prix, c'est de donner aux parties une position qui les mette dans le relâchement. Ce précepte ne souffre aucune exception. Il fut un temps où on se servait de bandages unissants, de véritables appareils pour maintenir le rapprochement des lèvres de la plaie ; mais on ne tarda pas à reconnaître qu'ils étaient infidèles, lourds, difficiles à appliquer et à supporter,et qu'on retirerait un grand avantage à les remplacer par des moyens plus simples : la suture et les agglutinatifs.

Ainsi donc, vous vous trouverez bien d'employer les différents modes de suture, les serre-fines dont Vidal a vulgarisé l'emploi et toute la série des agglutinatifs, depuis les bandelettes de diachylon jusqu'aux petites bandes trempées dans le collodion.

Mais il est, Messieurs, bon nombre de plaies superficielles pour lesquelles il est illusoire d'espérer une cicatrisation par première intention. Sans parler des plaies ulcéreuses, toutes celles qui sont produites par des instruments contondants et qui ont été compliquées d'attrition, de mortification des téguments, les plaies par armes à feu, par exemple, sont fatalement vouées à la suppuration. A côté de ces plaies, il en est aussi d'autres qui, sans présenter les mêmes caractères, suppurent cependant.

Or, nous devons nous demander quel est, dans ces différents cas, le mode de pansement auquel il faudra avoir recours.

Avant que d'aborder cette étude, je veux vous rappeler qu'il y a, à propos de cette variété de plaies, trois périodes dont il faut tenir grand compte.

Ce sont : 1° la période de mondification ou d'inflammation ; 2° la période de suppuration avec établissement d'une membrane spéciale, membrane pyogénique ; 3° la période de dessicaction de cette même membrane.

En chirurgie, on ne saurait trop se préoccuper de la première de ces trois périodes : on l'appelle encore période préparatoire de la suppuration , période inflammatoire parce que les phénomènes de mondification, d'expulsion des parties mortifiées, s'accompagnent toujours de symptômes locaux : rougeur, gonflement, chaleur, et quelquefois de fièvre et d'un cortége plus ou moins redoutable de symptômes généraux. Dans ces cas, on surveille attentivement la marche de ces symptômes généraux ; mais ce n'est pas ce qui doit nous occuper ici, et nous n'avons à examiner que le mode de pansement qui présente le plus d'avantages.

Et bien, Messieurs, c'est encore aux pansements protecteurs que nous aurons recours, aux pansements protecteurs qui ont pour but de modérer ce travail inflammatoire, ou tout au moins de ne pas l'exciter et, dans cette méthode antiphlogistique, viennent se ranger, en outre du pansement simple au cérat, au cold-cream ou à la glycérine, les cataplasmes, les applications hydriatiques et l'incubation.

Les cataplasmes seront appliqués tièdes ou froids. Ils seront faits avec de la farine de lin ou de la fécule.

Quant à l'eau, elle peut être employée à des températures variables et de diverses façons. En général, elle a de 15 à 20 degrés.

Ses modes d'application sont : l'imbibition, l'irrigation et l'immersion.

L'imbibition consiste à appliquer sur ces plaies des compresses ou des morceaux de flanelle mouillés, recouverts de taffetas gommé, dans le but d'éviter le refroidissement et l'évaporation.

L'irrigation consiste dans l'écoulement uniforme d'un liquide à la surface des tissus. On a inventé à cet effet de nombreux appareils; le plus simple est celui de mon collègue à l'Institut, M. H. Larrey. Il se compose: 1° d'un vase placé au-dessus de la région malade; 2° d'un récipient quelconque, pour recevoir l'eau après qu'elle a baigné la plaie ; 3° d'un siphon de verre ou de fer blanc qui plonge dans le liquide et le déverse sur la région malade. Souvent le siphon est remplacé par une simple bande fixée à la partie inférieure du vase.

L'immersion n'est autre chose qu'un bain local ou général. Je l'ai expérimentée, sans en retirer d'aussi bons résultats qu'on a bien voulu le dire.

Le troisième terme de la méthode antiphlogistique, l'incubation est aujourd'hui tombé dans l'oubli. M. J. Guyot l'avait imaginée vers 1840 dans le but de soumettre les plaies à l'action prolongée d'une température uniforme et assez élevée, à l'aide de l'air atmosphérique convenablement chauffé. La température doit osciller entre 30° et 40°.

Enfin, dans ces dernières années, en 1870, M. Léon Le Fort a proposé un mode de pansement simple par balnéation continue et qui consiste à recouvrir les plaies de plusieurs compresses trempées dans de l'eau alcoolisée et à envelopper hermétiquement, à l'aide de taffetas ciré, toute la partie correspondante du membre. De la sorte l'évaporation du liquide alcoolisé ne peut avoir lieu et le pansement se trouve transformé en une sorte de bain continu.

Telle est, Messieurs, en quelques mots, cette méthode antiphlogistique qui nous rend de si grands services pendant la période de mondification des plaies qui doivent suppurer. Nous arrivons maintenant à la seconde période. Ce qui la caractérise, c'est la présence de la membrane pyogénique. Est-il besoin de vous dire ce que c'est que cette membrane et quels sont ses caractères? Vous trouverez cela décrit dans vos livres classiques. Il n'y a donc pas lieu d'insister ici. C'est par la dessiccation, par la rétraction de cette membrane pyogénique, de ce tissu nouveau, granuleux dont la plaie est recouverte, que se fait précisement la cicatrisation ; et cet état constitue la troisième période qui se confond, au point de vue du mode de pansement à choisir, avec la deuxième et qui est elle-même caractérisée par trois grands phénomènes : 1° Le retrait progressif de la périphérie vers le centre de la membrane pyogénique ; 2° la diminution de la sécrétion purulente ; 3° la dessiccation complète de cette membrane qui prend tous les caractères du tissu fibro-cellulaire, du tissu cicatriciel. Ainsi se trouvera réparée la perte de substance et ce mode de réparation différera de la réunion immédiate en ce qu'il sera effectué aux dépens de cette membrane de nouvelle formation, de cette membrane pyogénique.

Or, Messieurs, quand ces deux dernières périodes se passent régulièrement, sans complications, sans que rien ne vienne entraver la marche de ces phénomènes que je viens de vous retracer brièvement, je dirais volontiers que le pansement est ici indifférent, que tous les pansements sont bons, pourvu cependant qu'ils satisfassent à deux indications spéciales qui sont, de n'occasionner aucune douleur et de ne pas apporter sur les plaies de substances contagieuses.

Que cette seconde indication soit facile à remplir en ville, dans la clientèle, alors que les blessés se trouvent dans de bonnes conditions hygiéniques et séparés les uns des autres, cela se comprend aisément, mais il est loin d'en être de même dans la pratique nosocomiale, quand on est en présence d'une agglomération considérable de malades. C'est un fait malheureusement trop démontré aujourd'hui, bien qu'on ne puisse pas s'appuyer, pour en faire la preuve, sur des arguments irrécusables et positifs.

C'est peut-être aller un peu loin que de dire que, dans les salles des hôpitaux, les linges et les pièces de pansements sont chargés de miasmes, la charpie est imprégnée de substances délétères; toutefois, il est sage et de bonne pratique chirurgicale de redouter cette contagion, de la soupçonner et d'agir comme si, en fait, elle existait. Puis, quand surviennent ces époques redoutables, malheureusement trop fréquentes, où sévissent dans nos grands centres hospitaliers ces terribles complications, l'érysipèle, la pourriture d'hôpital, l'infection purulente, c'est alors qu'il nous faut redoubler de vigilance et de soins, et bien nous garder de transporter d'un blessé à un autre des pièces de pansements qui auraient déjà servi !

Je le répète, à ces deux conditions de ne pas déterminer de douleur ni d'apporter sur les plaies des substances contagieuses, tout mode de pansement me semble indifférent, et cela est vrai, à ce point que, si vous avez l'occasion de consulter les anciennes pharmacopées, vous serez tout surpris, tout étonnés, de l'innombrable quantité de topiques que vous y trouverez accumulés; ce qui prouve surabondamment que les plaies suppurantes, quand les conditions hygiéniques sont bonnes et favorables, guérissent sous n'importe quel pansement, et quelque soit l'onguent dont on aura fait choix.

Mais, à côté de ces plaies à marche normale, pour ainsi dire, il y a des cas où il faut faire appel à des pansements particuliers. Cela se rencontre surtout dans les hôpitaux ; il nous arrive souvent de rencontrer des plaies qui deviennent irrégulières parce que, sous des influences spéciales, la membrane pyogénique se dessèche trop rapidement; les bourgeons charnus, dont la surface était comme hérissée, s'affaissent, leur coloration pâlit; le pus perd de sa consistance pour devenir fluide, séreux ; et tout l'ensemble de la plaie prend un mauvais aspect et devient blafard. C'est alors que le travail de réparation s'arrête. Il s'agit de remédier à ces accidents, et le pansement doit être modifié de telle sorte qu'il rende à cette plaie atonique, anémique, un peu de sa force et de sa vie, pour lui permettre de mener à bonne fin son travail de cicatrisation. Le traitement général, un changement d'hygiène, seront pour beaucoup dans les améliorations qu'on recherche, mais je ne veux pas perdre de vue que c'est une question de pansement que j'ai soulevée et que je tiens à résoudre.

C'est dans ces cas d'atonie que réussissent le vin aromatique, l'onguent styrax, qui irritent la plaie, excitent et raniment sa vascularisation et la sécrétion du pus ; il en est de même de l'onguent basilicum, peu employé de nos jours, du baume du commandeur, d'une solution de sulfate de zinc, à 0,50 centigrammes pour 100 grammes d'eau.

D'autres fois, l'irrégularité de la plaie se manifeste par des phénomènes d'un autre ordre. Des ecchymoses apparaissent à la surface de la membrane pyogénique, disséminées ou réunies en groupe ; de petites ulcérations peuvent se produire, ou bien on voit cette membrane granuleuse se couvrir d'une sorte de revêtement blanchâtre que Robert appelait la diphthérite des plaies. La cautérisation avec le nitrate d'argent, l'emploi de jus de citron, en viennent le plus souvent à bout.

Dans d'autres cas, c'est la pourriture d'hôpital qui caractérise la marche irrégulière que suit la plaie. Contre cette pourriture d'hôpital que je définis par ces trois mots : diphthérite, ulcération, gangrène, on voit réussir le camphre pulvérisé et principalement la cautérisation par le fer rouge.

Or, Messieurs, comme ces deux dernières périodes peuvent présenter l'une et l'autre de ces irrégularités que je viens de vous signaler, j'ai tenu à ne pas les séparer dans l'étude des modes de pansements qui doivent leur être affectés.

A côté de ces plaies superficielles, mais à large surface, il y a une variété de plaies qui peut se cicatriser sans que ce soit par le mécanisme de la réunion immédiate, sans qu'il y ait une plus grande suppuration. Ces plaies suivent une marche intermédiaire ; leurs bords ne présentent qu'un médiocre gonflement ; on ne les voit pas devenir par trop rouges et l'inflammation ne va pas se propager au loin. Ces bords, tout aussi bien que le fond de la plaie, fournissent de la sérosité sanguinolente ; puis, quand cet état s'est prolongé quatre, cinq, six jours, quand on croit qu'il va cesser pour faire place à une autre série de phénomènes qu'on est presque en droit d'attendre, on est tout étonné de voir les mêmes symptômes persister, sans qu'il apparaisse trace de membrane pyogénique et de suppuration. Pendant huit, dix jours, la sérosité sanguinolente se présente avec les mêmes caractères qu'au début, puis bientôt la plaie se dessèche et un tissu nouveau se forme, aux dépens duquel la réparation va s'effectuer. Ce tissu s'est formé plus lentement que dans la réunion immédiate, plus vite que dans la réunion médiate, plus vite que dans les plaies de tête, pansées d' une certaine façon, à l'alcool par exemple, et j'attache une très-haute importance à ce travail particulier que j'ai étudié avec le plus grand soin.

C'est ce que M. Jules Guérin a fait ressortir en parlant de l'organisation immédiate, qui s'effectue généralement sous la peau, travail analogue à celui qui préside à la réunion des tissus fibreux ou osseux. Or, ce qui se passe sous la peau qui n'a pas été intéressée, peut se passer sur certaines plaies superficielles pansées à l'aide de certains procédés.

J'insiste sur ce point, Messieurs, car j'ai l'intention de l'invoquer tout à l'heure pour vous démontrer que, dans la cicatrisation des plaies profondes, il faut précisément faire intervenir cette organisation immédiate.

J'en ai assez dit au sujet des plaies superficielles. Il me faut aborder maintenant l'étude des pansements qui doivent être appliqués au traitement d'une autre variété de plaies, bien plus importantes que celles qui précèdent; j'entends parler des plaies profondes. Il me serait aisé d'établir au sujet de ces plaies profondes une foule de divisions, mais ce qui me préoccupe avant tout et au-dessus de tout, c'est la plaie profonde intéressant l'os, la plaie profonde s'accompagnant d'une solution de continuité du squelette.

Tout cela mérite, en effet, qu'on y attache une attention particulière, car, dans une certaine mesure, le mode de pansement pourra empêcher le developpement, ou tout au moins entraver la marche des accidents terribles qui compliquent trop fréquemment, hélas! ces plaies profondes, et menaçent si sérieusement la vie des malades.

Quels sont donc ces dangers si graves? Je ne veux pas, Messieurs, les étudier en détail : je les rappelle seulement :

C'est d'abord, la fièvre traumatique survenant dans la première période de la plaie qui doit presque fatalement suppurer si on l'abandonne à elle-même, fièvre traumatique qui, pour Richerand, était la compagne inséparable de toute plaie ayant une certaine étendue, et guérissant par suppuration; qui, pour Dupuytren, avait même pour but d'en préparer la guérison, et dont la présence tout aussi bien que l'intensité tient à la multiplicité des tissus qui s'impressionnent d'une façon variable selon leur nature, et retentissent mutuellement les uns sur les autres.

C'est, en second lieu, l'infection purulente, quand la membrane pyogénique s'est formée.

Ce qu'il faut donc se demander, c'est dans quelles proportions le pansement peut modifier les tendances qu'offrent les plaies à s'aggraver de la sorte; mais pour répondre d'une manière nette et précise à une semblable question, il est bon d'établir certaines distinctions dans ces plaies profondes intéressant en même temps les os. Dans les unes, la plaie tégumentaire est étroite; c'est la fracture compliquée de plaie qui nous servira de type; dans les autres les téguments ont disparu sur une large surface; c'est l'amputation de cuisse que nous prendrons pour exemple.

Dans le premier cas, le pansement doit avoir pour indication principale, pour premier objectif, de favoriser, par tous les moyens qui sont en notre pouvoir, la cicatrisation immédiate de la plaie tégumentaire; de la sorte on placera les parties profondes dans des conditions telles qu'elles se répareront selon le mécanisme indiqué par M. Jules Guérin, l'*organisation immédiate*.

Et à ce propos, Messieurs, il est curieux et instructif à la fois de constater avec quelle difficulté est parvenue à s'établir, en chirurgie, cette indication cependant si simple, et quels obstacles elle a dû surmonter avant que d'avoir pu conquérir, pour ainsi dire, son droit de cité. Pendant longtemps on ne se préoccupait que d'une chose, calmer à l'aide de topiques émollients l'inflammation des bords de la plaie, sans songer qu'il était possible de réunir ces bords dans le but même de supprimer la suppuration et de soustraire ainsi la plaie aux complications si graves qui en entravent la cicatrisation. Ce fut M. Chassaignac qui le premier, appela l'attention sur ce point. En 1844, dans la séance du 11 novembre, il exposait, devant l'Académie des sciences, que depuis trois ans déjà il avait coutume de mettre en pratique, dans son service d'hôpital, un mode de pansement des plaies, qu'il désignait sous le nom de pansement par occlusion. M. Chassaignac recouvrait la plaie d'une cuirasse de diachylum croisée et se recouvrant par l'imbrication. L'écoulement du pus était assuré par l'emploi d'un linge fenêtré, enduit de cérat et débordant la cuirasse, le tout était recouvert de charpie. A cette même date, le professeur Laugier employait, dans un but identique, la baudruche recouverte d'une épaisse solution de gomme arabique. Laugier n'attribuait du reste à la baudruche et à la gomme aucune propriété spéciale. Pour lui, le rôle qu'elles remplissaient était celui du pus et du sang desséchés à la surface d'une plaie, et formant une croûte au-dessous de laquelle s'établissait la cicatrice. Les bandelettes collodionnées, imbriquées, rempliraient le même but, car en somme, que veut-on obtenir, sinon maintenir les bords rapprochés et favoriser la cicatrisation de la plaie en supprimant le contact de l'air, sinon faciliter le développement de l'organisation immédiate !

Mais ce qui réussira pour cette variété de plaie échouera sans nul doute pour ces larges pertes de substances, pour ces plaies béantes à fond osseux qui succèdent aux grandes amputations. Ces plaies, si on les abandonne à elles-mêmes, seront fatalement vouées à la suppuration ; le sang qui en baigne la surface subira la transformation putride, la gangrène frappera en de certains points, et nous passerons par toute la série des accidents de la période de mortification ; car vous comprenez aisément qu'il faudra que cette surface constituée par des éléments si différents, par des tissus si disparates, subisse une profonde modification avant que la membrane pyogénique puisse normalement s'y établir. Et tout cet ensemble de phénomènes pathologiques ne laissera pas que d'entraîner avec lui un cortège de symptômes généraux sur la gravité desquels personne ne s'illusionne aujourd'hui.

Or, Messieurs, il s'agit précisément de combiner le pansement de façon à intervenir efficacement dans cette lutte qui va se décider entre la réparation et la mortification des tissus et de le combiner de telle sorte que la victoire reste au travail de réparation.

Cette indication formelle, nette, catégorique, nous la connaissons maintenant très-bien, et nous ne sommes plus embarrassés, comme naguère, pour la formuler. Mais ce n'est pas à dire pour cela que nous soyions à l'abri d'hésitations et de tâtonnements pour trouver les moyens qui la satisfassent le mieux. C'est vous faire entrevoir, Messieurs, que tous les pansements proposés, et dont je vais vous entretenir, peuvent donner de bons résultats, mais que tous aussi sont susceptibles d'être suivis d'échecs.

Au fond de tout cela il est une vérité que je veux dégager et bien mettre en lumière : tous les pansements préconisés dans ces dernières années ont à leur actif des succès éclatants : tous aussi ils ont échoué dans certaines conditions, qu'il nous est impossible d'apprécier. Il est donc sage de se garder de cet engouement qui accompagne les innovations de toutes sortes, de même qu'il serait injuste de frapper d'ostracisme tel ou tel mode de pansement, par cela seul qu'un heureux résultat n'est pas venu constamment couronner l'entreprise. Ce que je vous propose, c'est d'étudier ces différents pansements, d'établir une critique impartiale des procédés employés et des résultats obtenus, de faire un choix de ce qu'il y a de bon, de rejeter ce qui peut être défectueux, et de nous former de la sorte un jugement sain et sérieux sur cette question si grave et si haute, puisqu'elle intéresse intimement la vie de nos malades.

Pour plus de clarté dans l'exposition des faits, je vais diviser en sept groupes les nombreux modes de pansements que j'ai à faire passer sous vos yeux :

1er *Groupe.* — **Pansements protecteurs.** — Dans ce premier groupe je classerai tous ces pansements, de modes si variés, pansements protecteurs par excellence, n'empêchant pas la suppuration, sans non plus la provoquer.

Avant qu'Ambroise Paré ne soit venu renverser l'emploi du fer rouge pour arrêter les hémorrhagies et remplacer par la ligature des artères cette méthode barbare entre toutes, avant cette grande réforme chirurgicale, les pansements étaient surtout compresseurs. On les établissait de telle sorte qu'ils remplissent ce double but : arrêter l'hémorrhagie et protéger la plaie.

Depuis cette époque mémorable, certain que l'on était que l'hémorrhagie n'était plus à redouter une fois que les ligatures avaient été bien appliquées, on ne demanda plus qu'une seule chose au pansement, ce fut de bien protéger la plaie.

Ce fut alors qu'on s'adressa aux emplâtres, aux onguents, aux topiques de toutes sortes. Le nombre des agents de pansements est en quelque façon indéfini : les différentes pharmacopées se sont plu, pour ainsi dire, à les multiplier ; les chirurgiens de l'antiquité et principalement les chirurgiens arabes se lancèrent avec ardeur dans cette voie, et, il faut bien l'avouer, il se passe peu d'années que les journaux de médecine ne viennent encore en augmenter le nombre !

On peut ranger dans ce groupe la méthode par balnéation, par immersion, appliquée surtout par Mayor de Lausanne, par Langenbeck et par Valette de Lyon; la méthode par incubation préconisée par Guyot et celle par balnéation continue de M. Le Fort.

Mais dans le fait, l'application successive et variée de tous les topiques, reposant sur une connaissance très-imparfaite de la plaie, devait être nécessairement ramenée à plus de simplicité, une fois que cette notion aurait fait plus de progrès, à savoir que la nature fait tous les frais de la cicatrisation et que l'intervention chirurgicale, pour être efficace, doit se borner à écarter tout ce qui peut entraver la marche de cette nature médicatrice. Aussi, reléguant à leur place les onguents, le basilicum, l'onguent des apôtres, l'onguent blanc, l'onguent doré, le dialthæara, et tant d'autres dont l'énumération vous semblerait fastidieuse, on en vint aux pansements qui vont constituer le second groupe de notre classification.

2e *Groupe*. **Suture superficielle.** —Vers la fin du XVIIIe siècle, les chirurgiens anglais s'efforcèrent d'amener la guérison des plaies d'amputation par première intention, et unissant seulement les bords de la plaie, ils parvinrent quelquefois à faire bénéficier le fond de la solution de continuité des avantages de la cicatrisation immédiate. Leurs efforts furent bientôt couronnés de succès, de telle sorte que cette proposition est considérée, à juste titre, comme une des pages les plus brillantes de la chirurgie anglaise.

Mais en France on n'appliquait guère cette nouvelle méthode; les chirurgiens s'y refusaient et il fallut un voyage que Roux fit à Londres, en 1814, pour qu'elle fût importée dans la pratique chirurgicale. Il arriva pour elle ce qui advint récemment pour le pansement de Lister. Roux, dans une relation de son voyage qu'il publia à cette époque, en 1815, décerna les plus grands éloges à ce mode de traitement, tout en faisant quelques restrictions à son égard, tout en reconnaissant, par exemple, que de l'autre côté du détroit on en abusait peut-être un peu trop. Quoi qu'il en soit, il l'importa réellement en France, et pendant une période de vingt années, on vit les chirurgiens, saisis d'une sorte d'engouement pour cette méthode qu'ils avaient d'abord repoussée, l'employer d'une manière générale dans toutes les plaies d'amputation.

Or il arriva ceci, que l'on s'aperçut bientôt que cette réunion immédiate portant seulement sur les bords de la plaie, ne donnait pas la guérison sans suppuration. Il ne fallut pas, du reste, déployer une bien grande attention pour le reconnaître et l'on vit que dans les grandes amputations on n'était que le jouet de l'illusion. Par exception il pouvait se faire que le fond et les bords de la plaie vinssent à se réunir, mais c'était une chose tellement rare qu'il n'était guère permis de l'espérer. Le plus souvent rien ne se réunissait; une inflammation violente s'emparait du fond de la plaie où tout devenait putride, et cette inflammation envahissant de proche en proche, ne tardait pas à gagner les lèvres de la plaie et à désorganiser le travail de réunion immédiate qui avait pu déjà s'y établir. Ou bien encore les lèvre de la plaie parvenaient à se réunir complétement, mais le fond ne participant pas à ce travail d'organisation devenait un véritable foyer d'infection, un réceptacle des produits putrides dont la résorption entrainait fatalement, avec elle, les terribles accidents de la pyohémie.

En face de résultats aussi défavorables, on renonça sous l'impulsion de Bérard, de Denonvilliers, de Nélaton, à cette méthode dont les chirurgiens de Montpellier restent seuls, aujourd'hui, les partisans en France. Vous trouverez, en effet, dans la thèse de M. Dubrueil, ancien agrégé de notre faculté et aujourd'hui professeur de clinique chirurgicale à Montpellier, la relation de la pratique de MM. Alquié, Bouisson, Courty, qui sont demeurés dans ces errements. Encore faut-il dire que M. Dubrueil, mieux à même que personne de juger cette pratique, reconnait nettement que les chirurgiens de Montpellier n'ont pas tant à se louer de cette réunion immédiate qui réussit par exception, échoue presque toujours et ne laisse pas que de déterminer soit l'érysipèle, soit l'infection purulente.

En somme, cette tentative de réunion immédiate pour les grandes amputations dût être repoussée, au moins dans la pratique nosocomiale et on en revint aux pansements protecteurs.

Dans ce groupe doit aussi trouver place une méthode proposée par O'Halloran, qui porte le nom de réunion immédiate secondaire, née de ces méthodes exclusives et participant à la fois des caractères de la première par le rapprochement des lèvres et de la seconde par la suppuration qu'on laisse s'établir avant que de tenter le rapprochement. C'est une méthode qui présente de sérieux avantages et grâce à laquelle on fait rentrer la plaie dans la plupart des bonnes conditions de la réunion primitive, sans exposer aux graves inconvénients qui peuvent accompagner celle-ci. On ne saurait l'adopter comme méthode d'élection, mais il est bon de la conserver, surtout dans les plaies où il est nécessaire que la suppuration intervienne pour éliminer les corps étrangers, les eschares ou toutes parties altérées.

C'est au milieu des recherches entreprises pour soustraire les plaies aux accidents de la pyohémie qu'entraîne avec elle la réunion immédiate, qu'on est arrivé à employer l'alcool pour panser les plaies des grandes amputations; c'est ainsi que nous arrivons à notre troisième groupe.

3e *Groupe.* — **Pansement à l'alcool.** — Le pansement à l'alcool fut surtout préconisé par le professeur Nélaton. Un de ses élèves, M. Chédevergne, en a fait le sujet d'un mémoire intéressant à consulter, et depuis, bon nombre de chirurgiens l'ont employé et en ont obtenu les résultats les plus favorables. MM. Guyon et Dolbeau, entr'autres, en sont grands partisans. On se sert, en général, pour cette sorte de pansement d'alcool à 90° dont on imbibe la charpie destinée à bourrer la plaie. M. Delens, dans un travail récent, préfère l'alcool camphré dont la densité n'est que de 55°. Pour moi, je suis d'avis qu'il faut donner la préférence à l'alcool à 90°

Quoi qu'il en soit, voici les effets appréciables de ce pansement :

Le malade a peu de réaction fébrile. La fièvre traumatique est presque nulle. Le contact de l'alcool avec la surface de la plaie ne détermine qu'une douleur modérée et très-supportable. Pas de gonflement des bords de la plaie, pas de rougeur, pas de chaleur appréciable et, principalement, pas de putridité au fond de la plaie.

Ces effets remarquables ne se constatent pas d'une façon absolue, dans tous les cas, car je ne saurais trop le répéter, il n'y a rien d'absolu dans les résultats des divers modes de pansements que nous étudions, mais, somme toute, c'est ce que l'on rencontre dans la plus grande majorité des cas.

Comment agit l'alcool? Il est bien difficile de déterminer cette action d'une manière nette et précise, et qui soit à l'abri de toute critique. L'alcool est rangé parmi les agents qui coagulent l'albumine; cette propriété est indéniable. Mais, est-ce comme coagulant qu'agit l'alcool quand il détermine un coagulum à l'embouchure des vaisseaux, ou bien quand il fait naître à la surface de la plaie cette pellicule d'un blanc grisâtre qui est comme la caractéristique du pansement? Nous ne pouvons le préciser, nous constatons le fait, et c'est tout. D'autre part, M. Chédevergne a bien observé qu'il avait sur les globules du pus une influence désorganisatrice que le microscope surprenait aisément et M. Dubrueil, qui a repris ces expériences, s'est également assuré du fait.

Du moment où j'admets que l'alcool détermine une coagulation de l'albumine, je n'hésite pas à ranger dans le même groupe le perchlorure de fer qui, lui aussi, produit une coagulation à la surface de la plaie et dans les vaisseaux. M. Bourgade en a obtenu de bons résultats à l'hôpital de Clermont-Ferrand ; moi-même je l'ai expérimenté en 1869 et m'en suis bien trouvé.

Mais cette plaie, sur laquelle on applique de l'alcool, que devient-elle ? Il faut que, pour se cicatriser complètement, elle passe par la période de la membrane pyogénique, et l'action de l'alcool, par cela même qu'elle retarde le développement de cette membrane pyogénique, fait que la cicatrisation définitive est longue à s'établir; de telle sorte qu'à côté de cette satisfaction bien légitime que l'on éprouve en voyant le malade échapper aux accidents de la première période, on a la contrariété de voir les journées s'écouler sans qu'un travail définitif s'effectue, et bientôt on se trouve dans la nécessité de changer le mode de pansement, d'employer, par exemple, la glycérine qui favorise l'apparition et le développement de la membrane pyogénique.

Je sais bien que l'alcool détermine précisément cette réunion intermédiaire, dont le vous ai parlé au commencement de cette leçon, mais il ne le provoque que pour les plaies de petite étendue et surtout pour les plaies de tête.

L'alcool est donc le plus souvent insuffisant. Il fallut chercher autre chose, et ce fut précisément au milieu de toutes ces tentatives faites pour modérer les accidents qui accompagnent la seconde période des plaies, la période de suppuration, que quelques chirurgiens, M. Jules Guérin entre autres, insistant sur les dangers du contact de l'air, eurent l'idée de traiter les plaies vouées inévitablement, fatalement, à la suppuration par un moyen local destiné à les soustraire au contact de l'air.

4° *groupe.* — **Pansements par occlusion pneumatique et aspiration continue.** — L'occlusion pneumatique d'une part, l'aspiration continue d'autre part, constituent les modes de pansements que l'on peut faire rentrer dans ce groupe.

M. Jules Guérin, pour parer aux graves imperfections de la méthode par occlusion qui n'était jamais parfaite et qui laissait les liquides et les gaz exhalés par la plaie s'altérer et séjourner en partie dans les appareils, imagina, vers 1866, d'envelopper les parties exposées à l'air d'un manchon de tissu imperméable dans lequel on faisait le vide à l'aide d'une pompe.

Dès le début, M. Jules Guérin avait cette prétention de supprimer l'inflammation suppurative des plaies et de ramener celles-ci au type morbide des plaies sous-cutanées. Mais ce n'était-là, messieurs, qu'une simple vue de l'esprit que l'auteur fut bientôt forcé d'abandonner. Ce fut alors que M. Maisonneuve, insistant justement sur la valeur de l'aspiration continue, présentait à l'Académie des sciences, dans la séance du 4 novembre 1867, et l'exposé de la méthode et l'appareil destiné à remplir ses indications. Pour ce chirurgien, les liquides exhalés par la plaie meurent au contact de l'air, s'altèrent, se putréfient et deviennent une cause d'empoisonnement; pour remédier à cette complication redoutable, il soumet ces liquides à un appel incessant, à une aspiration continue, les entraînant dans un récipient au fur et à mesure qu'ils se forment et bien avant qu'ils n'aient eu le temps de tomber en putréfaction.

Cette méthode ne fut pas adoptée; elle ne laissa pas cependant, Messieurs, que de marquer une étape, une étape fameuse dans l'histoire des procédés de pansement; les appareils compliqués qu'il fallait avoir à sa disposition, la pression exagérée que l'on déterminait, l'œdème considérable qui en résultait au-dessus du moignon, tout cela fit qu'elle tomba en désuétude; mais vous allez voir que l'idée qui la dominait et qui était de soustraire la plaie au contact de l'air, fut, par elle-même, riche et féconde en résultats!

Nous touchons, en effet, à l'étude de procédés qui semblent avoir amené une véritable révolution et cette fois une révolution heureuse et propice dans la science chirurgicale.

5ᵉ *Groupe*. **Pansement occlusif, compresseur, pansement ouaté.** — Née en France, s'étayant sur des découvertes remarquables et éminemment françaises, la méthode qui constitue à elle seule le cinquième groupe fut bientôt couronnée de succès et amena avec elle les résultats les plus heureux : j'entends parler du pansement ouaté, du pansement occlusif et compresseur de M. Alphonse Guérin.

Voici tout d'abord et brièvement comment on l'applique. Nous étudierons ensuite ses effets appréciables et la théorie sur laquelle il est basé.

Une amputation vient d'être pratiquée, une amputation de cuisse, par exemple; l'hémostase est complète ; les ligatures sont bien appliquées; la plaie est lavée et essuyée avec le plus grand soin.

L'opération a été pratiquée dans une pièce éloignée de la salle des malades et une grande quantité d'ouate a été préparée, qui n'a jamais séjourné dans les salles et qui sort d'une étuve sèche dont la température a été aussi élevée que possible.

A l'aide de couches de cette ouate, on comble parfaitement la cavité de la plaie; on recouvre alors avec des lames d'ouate qui se rabattent par leur circonférence sur ce membre, puis avec d'autres qui s'enroulent autour de lui, de manière à remonter jusqu'au pli de l'aine, et même à entourer le bassin. La quantité d'ouate employée est considérable, messieurs, et pour vous en donner une idée, rappelez-vous que, pour M. Alphonse Guérin, il faut que le volume des parties recouvertes de coton soit au moins le triple de leurs dimensions normales. Toute cette masse est maintenue et comprimée à l'aide de tours de bandes. Pour appliquer ces bandes, il faut déployer une très-grande force, surtout à la fin du pansement, car si la striction exercée doit être progressive, elle doit, d'autre part, se faire avec lenteur, sans secousse, et d'une manière uniforme; l'appareil est bien appliqué du moment où l'ouate ne cède plus à la pression.

Cet appareil doit rester en place de vingt à vingt-cinq jours; on le renouvelle à cette époque et après deux à trois applications successives, le malade est guéri.

Les effets appréciables sont surprenants : la période inflammatoire est modérée, quelquefois même elle est nulle. L'appétit et le sommeil sont, dans beaucoup de cas, conservés aussi bien qu'auparavant. Les enthousiastes disent que la douleur est nulle.

C'est une exagération. Cette douleur existe, mais elle est modérée, et, il faut bien le dire, beaucoup moindre que sous n'importe quel autre appareil.

Au bout de vingt à vingt-cinq jours, quand on enlève l'appareil pour la première fois et qu'on découvre la plaie, on est tout surpris de ce qu'on rencontre : les couches d'ouate qui sont près de la plaie y adhèrent fortement; le dernier gâteau d'ouate à la forme d'une sorte de capsule au fond de laquelle on trouve, en très-petite quantité, un pus crémeux, de bonne nature, bien lié, ans l'ombre d'apparence de putridité, répandant une odeur un peu âcre, mais qui n'est point repoussante et qu'on a comparé à celle de la vieille graisse. La plaie est garnie, dans toute son étendue, d'une membrane pyogénique superbe, vermeille, granuleuse, recouvrant et tapissant l'os tout aussi bien que les autres tissus.

En résumé, c'est un pansement qui donne la cicatrisation après suppuration, mais qui diminue d'une façon étonnante la quantité de cette suppuration.

Or, quelle est la valeur des principes sur lesquels repose cette méthode dont je viens de vous faire voir les heureux résultats?

C'est, ainsi que je vous l'ai fait entrevoir, une continuation de la théorie de M. Jules Guérin. Dans les deux méthodes, l'air est considéré comme un agent mauvais, nuisible, pernicieux, au contact duquel il faut soustraire la plaie. Vous vous rappelez ce que voulait obtenir M. Jules Guérin, nous n'y reviendrons pas. Mais, pour M. Alphonse Guérin, si l'air est nuisible, ce n'est pas par lui-même ; c'est par les miasmes qu'il transporte avec lui, par ces miasmes dont l'existence a été si bien reconnue par M. Pasteur et qui, au contact des produits organiques, se changent en éléments mobiles, je n'ose pas aller jusqu'à dire en éléments vivants. S'inspirant alors des admirables recherches de mon honorable collègue de l'Académie des sciences, M. Guérin recouvre les plaies d'ouate bien tassée, bien comprimée, dans le but de filtrer l'air, de le tamiser, d'arrêter au passage ces myriades de germes dont il est chargé, de soustraire la plaie à leur contact et d'empêcher ainsi toute fermentation de se produire; de telle sorte que, dans ces conditions, le pus ne devra pas présenter trace de ces éléments mobiles, de ces vibrions, autour desquels on a fait tant de bruit.

Eh bien ! Messieurs, je n'hésite pas à le dire ; je ne saurais partager cette opinion et pour nous les choses ne se passent pas ainsi.

J'ai vu bien nettement, d'une manière indéniable, des vibrions dans le pus de ces pansements ouatés au vingt-cinquième jour. M. Pasteur lui-même en a constaté la présence; c'était, entre autres faits, à l'Hôtel-Dieu, dans le service de M. Alphonse Guérin et sur un appareil appliqué par ce chirurgien. J'en ai reconnu l'existence bien d'autres fois encore et cependant les résultats étaient favorables, heureux, et cependant la plaie superbe et vermeille marchait vers la cicatrisation qui s'effectuait sans encombre et sans que le malade eut éprouvé la moindre complication !

Aussi ne puis-je invoquer avec M. Alphonse Guérin, ni avec M. Pasteur, la théorie des germes pour expliquer le succès légitime dont jouit parmi nous ce pansement ouaté, qui est, je le répète, un pansement excellent. Selon moi, il agit par la protection efficace, par la compression qu'il exerce et aussi par ce que c'est un pansement rare et vous savez l'importance capitale que j'accorde à la rareté des pansements.

Au milieu de toutes ces tentatives, un chirurgien de Bordeaux imagina un mode de pansement qui s'éloignait tellement des données ordinaires qu'on n'y apporta qu'une médiocre attention ; d'autant plus que dans l'exposé qu'il en fit, son auteur n'eut recours à aucune explication et ne chercha à s'appuyer sur aucune théorie. Cependant cette méthode fut précisément empruntée, en grande partie, par Lister et forme, sinon la base, du moins le côté le plus solide de ce pansement de Lister si préconisé à l'heure qu'il est. Vous allez, du reste, en juger par vous mêmes.

6e *groupe*. **Pansement occlusif imparfait avec conservation volontaire d'une petite cavité retro-suturale.** — C'est ainsi que je caractériserai cette nouvelle méthode.

En 1874, M. Azam, professeur de clinique chirurgicale à Bordeaux, exposait, au congrès de l'Association française tenu à Lyon, un nouveau mode de réunion des plaies d'amputation, guérissant les amputés aussi sûrement que l'occlusion ouatée de M. Alphonse Guérin et plus rapidement qu'elle. C'est, en effet, un des graves reproches que l'on est en droit d'adresser au pansement ouaté que de laisser attendre pendant cinquante, soixante, jours, quelquefois plus, une guérison définitive. Or, d'après les résultats fournis par M. Azam en 1874, la guérison est obtenue, par son procédé, du dixième au vingt-cinquième jour. C'est là, Messieurs, un grand fait, digne d'attirer toute notre attention.

Comment procède M. Azam? Je vais vous l'exposer brièvement:

L'amputation une fois faite, les ligatures bien appliquées, la plaie bien lavée, il place sur le côté de l'os ou des os, plutôt à la partie inférieure, un gros drain dont les bouts, réunis en anse, sont fixés sur le membre. Puis, un aide affrontant les lambeaux dans toute leur étendue, il les fixe à l'aide de fils d'argent par deux ou trois points de suture enchevillée qu'il place à 4 ou 5 centimètres au-dessus de la ligne de section de la peau, et qu'il fixe, comme d'usage, à un fragment de sonde en gomme élastique.

Cette suture profonde pratiquée, et une fois que les lambeaux sont solidement affrontés et unis, M. Azam fait une suture entortillée de la peau avec le même soin qu'une suture de la face après une opération d'autoplastie, ne laissant aux extrémités que le passage le plus étroit possible du drain et des ligatures Sur le tout il applique de l'ouate et un bandage léger.

Or, messieurs, voici ce qui se dégage pour nous de l'étude de cette méthode : trois grandes indications capitales, primordiales:

1° Une suture superficielle ; 2° une suture profonde destinée à maintenir accolées les surfaces de la cavité; 3° un tube à drainage porté au fond de la plaie, et par lequel s'écoulent le sang et la sérosité.

La suture superficielle fut employée déjà par les chirurgiens anglais pour obtenir la réunion immédiate. Je vous ai dit les péripéties par lesquelles a passé cette méthode : ses succès en Angleterre, le voyage que Roux fit à Londres en 1814; l'accueil enthousiaste, le véritable engouement avec lesquels elle fut reçue parmi nous pendant plus de vingt ans, et enfin l'abandon complet dans lequel elle tomba en présence de ses nombreux insuccès, bien plus, des accidents redoutables qu'elle entrainait à sa suite.

Pour ce qui regarde la suture profonde, elle avait été imaginée déjà par Laugier qui, en 1853, à l'Académie des sciences, proposait de réunir les chairs dans les plaies d'amputation et de les maintenir en avant et adossées, d'un côté à l'autre de la plaie, au moyen de deux plaques de liége qui, embrassant presque circulairement le moignon depuis la base jusqu'au sommet, sont ramenées au contact par leurs extrémités libres, à l'aide de fils dont chacune d'elles est traversée, et que l'on noue plus ou moins.

Laugier n'obtint pas de bons résultats de ce procédé qui tomba en désuétude, et dont M. Azam reprit l'idée première. Mais comme cette suture profonde ne peut pas maintenir l'accolement parfait des parties molles sur l'os, que si même elle le maintenait elle ne pourrait déterminer la réunion d'éléments si disparates, si étrangers les uns aux autres, que dès lors le sang, la sérosité exhalée sur le fond de la plaie y séjourneraient, s'y putréfieraient, tout comme dans la méthode anglaise, M. Azam, en présence de ces complications, imagina de placer au fond de cette plaie d'amputation, vaste et anfractueuse, un tube à drainage qui favorisât l'écoulement de ce sang, de cette sérosité. L'air pénétrera bien dans cette cavité cruante, mais il ne trouvera plus rien sur quoi exercer son action putrescible.

J'admets un instant, avec ceux qui dénigrent la méthode de M. Azam ou tout au moins lui refusent la priorité, que d'autres chirurgiens aient employé avant lui le drainage, et parmi eux M. Fochier à Lyon, M. Courty à Montpellier, M. Broca à Paris, de même que depuis longtemps on se servait de la suture superficielle, de la suture profonde; il n'en est pas moins vrai que M. Azam a eu ce grand mérite de réunir en un seul faisceau ces divers procédés et d'en faire une méthode de pansement qui a, selon moi, droit à plus d'égards. Et cela d'autant plus, Messieurs, que les résultats sont là qui plaident en sa faveur, avec une éloquence qu'on ne saurait dénier.

Les bords de la plaie se cicatrisent par première intention, les parties profondes se réunissent. Une inflammation très-modérée va se développer dans cette petite cavité laissée volontairement, et que j'appellerai, si vous le voulez, **la chambre de l'os**; une membrane granuleuse va s'établir sur le trajet de cette cavité, sur la surface de l'os et les réunira après suppuration, cela est vrai, mais après une suppuration limitée à une bien petite surface et indemne d'accidents graves. Il semble, en un mot, qu'il se fasse là cette cicatrisation intermédiaire dont je vous ai parlé au commencement de cette leçon.

Tout cela n'est pas une illusion, et les vingt-six observations recueillies et publiées par M. Azam en sont autant de preuves. J'admets qu'il y ait eu des cas de mort, mais en vous répétant ce que maintes fois je vous ai dit, qu'il n'y a pas de méthode exclusive, et que dans les cas où la guérison a été obtenue, ce sont de beaucoup les plus nombreux, la cicatrisation est parfaite du dixième au vingt-cinquième jour.

A quoi donc faut-il alors attribuer le sort qui frappa cette nouvelle méthode, le discrédit où elle tomba ou plutôt l'ignorance dans laquelle elle resta plongé dans notre pays ? C'est que, Messieurs, toute méthode a besoin, pour qu'elle prospère, de s'étayer sérieusement sur une théorie physiologique, et que M. Azam se contentait de publier des résultats sans rien énoncer de plus, sans même prononcer le mot de réunion, de cicatrisation intermédiaire ! Il n'en fallait pas davantage pour que l'attention fût détournée de ce mode de pansement, qui, d'autre part, s'éloignait beaucoup des données ordinaires dans lesquelles nous étions jusqu'alors.

Ce fut précisément à ce moment qu'en France éclata tout d'un coup la connaissance du dernier pansement de Lister, qui va constituer notre septième et dernier groupe.

7e *groupe*. **Pansement antiseptique de Lister.** Le pansement antiseptique de Lister, qui se fait remarquer surtout par un emploi extrême, exagéré de l'acide phénique, a passé par une série de phases successives, de transformations, de modifications, avant, que d'en être arrivé à ce degré de perfection dont parlent si complaisamment ceux qui s'en font les adeptes et particulièrement M. Lucas-Championnière dans la relation intéressante qu'il nous donne de son voyage à Edimbourg (Paris, 1876).

Loin de moi la pensée de dénigrer, de parti pris, le pansement de Lister. Je proclame les avantages sérieux, incontestables qu'il présente ; je reconnais volontiers le progrès réel que le chirurgien d'Edimbourg a fait faire au traitement chirurgical des plaies; je crois qu'il serait injuste de le nier ; mais aussi je m'élève contre l'exagération, contre cette tendance exclusive dont, à mes yeux, la découverte de Lister se trouve entachée.

Je ne vous dirai pas que le pansement est long et ennuyeux, que le chirurgien tout imprégné de cette odeur phéniquée ne s'en défait que difficilement; tout cela est de petite importance, si, à côté, d'heureux résultats viennent largement compenser ces inconvénients d'un ordre bien inférieur.

Débarrassons-nous d'abord de l'énumération de toutes les pièces nécessaires et des détails du pansement.

Avant l'opération, le chirurgien, et les aides qui doivent l'assister se lavent les mains dans une solution phéniquée à 5 gr. pour 100 gr. dans laquelle on plonge les instruments et dont on se sert aussi pour nettoyer la région sur laquelle l'opération doit être pratiquée. Pendant toute la durée de l'opération, un brouillard phéniqué, fait au moyen de pulvérisateurs de Richardson, enveloppe les mains du chirurgien et de ses aides.

Passons maintenant aux pièces de pansement :

C'est le silk ou protective, sorte de taffetas ciré, d'une couleur verte, recouvert d'enduit phéniqué; c'est la gaze antiseptique qui a été trempée dans un mélange phéniqué ; c'est enfin le makintosch, tissu imperméable fait de coton et de caoutchouc.

Ces différentes pièces de pansement sont appliquées successivement : le silk ou protective d'abord, puis la gaze par couches superposées, et enfin le makintosch qui doit empêcher le passage du pus et sa communication avec l'air.

Mais, avant que d'appliquer ce pansement, que fait Lister? L'amputation une fois pratiquée, les ligatures une fois portées, et je reviendrai tout à l'heure sur ces ligatures, le chirurgien d'Edimbourg fait la suture profonde, puis la suture superficielle, en ménageant aux deux extrémités un passage aussi étroit que possible, et dans lequel il fait pénétrer un tube à drainage qu'il place debout et qu'il enfonce, à l'aide d'un instrument approprié, jusqu'au fond de la plaie. Ce tube, dans la pensée de Lister, est destiné à empêcher le sang et les autres liquides de séjourner et de se putréfier.

Or, Messieurs, mettant de côté pour un instant l'acide phénique et son action sur les germes, n'êtes-vous pas frappés comme moi de cette similitude qu'il y a entre la méthode de Lister et celle de M. Azam? Ne remarquez-vous pas cette singulière coïncidence : dans les deux méthodes, suture profonde, suture superficielle, et conservation volontaire d'une arrière-cavité, d'une sorte de chambre dans laquelle plonge un tube en caoutchouc? Ces deux méthodes ne vous semblent-elles pas copiées l'une sur l'autre, avec cette différence que M. Azam couche au fond de la plaie son tube en caoutchouc, tandis que le chirurgien anglais le place debout? Mais en bonne conscience n'est-ce pas chose identique, et Lister, aussi grande que puisse être sa foi dans l'acide phénique, n'insiste-t-il pas, après M. Azam, sur la nécessité primordiale de faire écouler les liquides qui ne tarderaient pas à fermenter s'ils restaient accumulés dans la cavité de la plaie? Je veux bien admettre qu'à Edimbourg on n'ait pas eu connaissance de la communication de M. Azam, qui date cependant de 1871 ; mais est-ce une raison pour que, en France, des chirurgiens français, traitant ce sujet, ne fassent même pas mention des travaux du chirurgien de Bordeaux! Or, pour moi, ce qu'il y a de fondamental dans la méthode de Lister, ce qui doit en être conservé, c'est précisément cette sorte de trépied qui constitue la méthode de M. Azam, la suture profonde, la suture superficielle et la conservation volontaire d'une arrière-cavité dans laquelle plonge un tube à drainage destiné à l'écoulement des liquides qui ne tarderaient pas à s'y accumuler.

J'admets cependant qu'il y a, au milieu de tout cela, un progrès réel, considérable, réalisé par M. Lister; c'est l'emploi, pour les ligatures du catgut, sorte de fil fait en boyau de chat mouton, que l'on abandonne à lui-même sans plus s'en occuper et qui, bientôt resorbé, ne joue pas, comme le font nos ligatures ordinaires, le rôle de corps étranger et n'entretient plus ces petits foyers de suppuration disséminés sur la surface de la plaie dont ils entravent le travail de cicatrisation.

Messieurs, quelques-uns d'entre vous trouveront peut-être que je fais trop facilement l'abandon de la théorie des germes atmosphériques qui domine toute la publication de M. Lucas-Championnière, écho des idées du chirurgien anglais. De cette grande théorie vous savez déjà ce que j'en pense et j'en fais, en ce moment, d'autant plus volontiers le sacrifice, que je ne trouve nulle part qu'un examen microscopique sérieux soit venu prouver cette destruction des germes, si formellement avancée par M. Lister et ses adeptes. On disait bien également pour le pansement ouaté de M. Alphonse Guérin que l'ouate, filtrant l'air atmosphérique, le débarrassant, le dépouillant de ces germes, le pus enfoui dans l'appareil ne présentait pas trace de vibrions. Nous avons vu cependant que ces vibrions existaient, et cela sans altérer en rien la santé du malade, sans entraver en quoi que ce soit la marche progressive du travail de cicatrisation et sans rien ravir de leur valeur aux résultats heureux qui venaient couronner la méthode.

Dans ma pensée, le jour où l'on y aura regardé de près, on reconnaîtra peut-être que l'acide phénique n'empêche pas toujours les vibrions de se former, et que ce n'est pas à la destruction des germes atmosphériques que sont dus les résultats du pansement Lister. Faut-il les attribuer à quelque autre propriété, jusqu'ici mal connue, de l'acide phénique, ou bien tenir compte surtout des ligatures de catgut, des deux sutures et du drainage de la cavité rétro-suturale ? C'est ce que nous ne savons pas encore et ce que je me propose d'étudier et de chercher avec vous et devant vous.

Et ceci me suggère une dernière réflexion : elle est relative aux efforts incessants que nous faisons en France, depuis une vingtaine d'années, pour améliorer et perfectionner le traitement des grands opérés. Nous avons commencé, et je suis un de ceux qui ont le plus insisté, par les conditions hygiéniques et l'aération.

J'ai montré, dans un travail que j'ai lu en 1867 au Congrès médical de Paris, que nos modifications sur ce point avaient eu de bons résultats, et j'ai indiqué la nécessité de pousser plus loin la prophylaxie de l'érysipèle et de l'infection purulente dans les hôpitaux. J'ai montré la supériorité, à ce point de vue, des caustiques sur l'instrument tranchant. Aujourd'hui, c'est avec la même pensée, celle d'amoindrir encore ces deux complications déjà bien diminuées, l'érysipèle et la pyoémie, que je veux continuer, comme je viens de vous le dire, l'étude des pansements. Or la question se pose ainsi : nous sommes en présence de quatre grandes innovations : celle de M. Alph. Guérin (pansement occlusif ouaté) qui cherche à préserver, tout en conduisant la plaie à la guérison par la suppuration ; celle de M. Azam (pansement occlusif imparfait avec draînage rétro-sutural) qui poursuit la guérison sans suppuration ou avec très-peu de suppuration et par le mécanisme intermédiaire ; celle de Lister (pansement occlusif incomplet et phéniqué) qui conduit au même résultat par la double suture et l'emploi en abondance de l'acide phénique ; enfin, le pansement à l'alcool. Laquelle des quatre mérite la préférence ? La supériorité serait-elle acquise à quelque modification nouvelle de l'un ou de l'autre de ces procédés, ou à une combinaison de plusieurs d'entre eux? C'est ce que nous avons à étudier. Mais je ne crois pas me tromper en vous prédisant, d'après ce qui se passe aujourd'hui, que nous vous préparons à vous, les chirurgiens de l'avenir, qui profiterez de nos recherches sur les bonnes conditions hygiéniques, sur le choix des méthodes opératoires et sur les pansements, des résultats plus habituellement heureux que ne l'ont été les nôtres au début de notre carrière.

Professeur Gosselin.

P.-S. — Je venais de terminer ces leçons, lorsque M. le Dr Tachard, médecin-major de l'armée, me présenta un mémoire qu'il venait de publier, sur l'application du siphon à la thérapeutique chirurgicale.

Préoccupé, comme nous tous, des dangers si graves, qu'entraînent avec elles l'accumulation et la rétention des liquides, il eût l'ingénieuse idée de mettre en pratique les propriétés hydrauliques du siphon et d'exercer ainsi, au niveau de la plaie, une véritable succion continue.

Les observations que renferme ce mémoire prouvent que M. Tachard a obtenu, jusqu'à ce jour, d'heureux résultats d'une méthode que je me promets d'étudier et d'expérimenter à mon tour.

Paris. A. Parent, imprimeur de la Faculté de Médecine, rue M.-le-Prince, 31.

www.ingramcontent.com/pod-product-compliance
Ingram Content Group UK Ltd.
Pitfield, Milton Keynes, MK11 3LW, UK
UKHW021202230726
13926UKWH00001B/261